EAUX MINÉRALES

DE

CONTREXÉVILLE,

(VOSGES),

PAR CH. LEPAGE,

PHARMACIEN A L'ÉTABLISSEMENT DES EAUX
DE CONTREXÉVILLE,
MEMBRE CORRESPONDANT DU CONSEIL D'HYGIÈNE
ET DE SALUBRITÉ PUBLIQUE
DE L'ARRONDISSEMENT DE MIRECOURT.

> « Si l'on considère qu'il peut exister dans les Eaux plusieurs autres substances qu'on ne soupçonnait pas autrefois, on en tirera cette conséquence qu'il faut refaire l'analyse, du moins des principales Eaux minérales, dans l'intérêt de la science médicale. »
>
> M. Thénart (*Eau du Mont d'Or*, etc.)

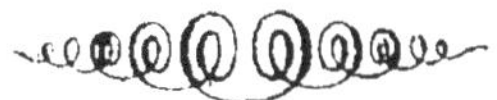

PARIS,

J. VIAT, libraire-éditeur,

COUR DU COMMERCE, 12 (FAUBOURG SAINT-GERMAIN.)

CONTREXÉVILLE,

A l'établissement des Eaux Minérales.

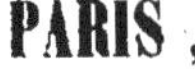

1857.

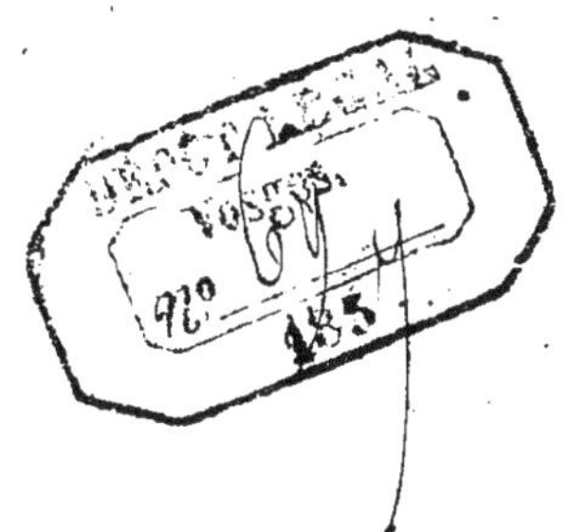

EAUX MINÉRALES

DE

CONTREXÉVILLE

(VOSGES).

NEUFCHATEAU, IMPRIMERIE DE V. BEAUCOLIN.

EAUX MINÉRALES

DE

CONTREXÉVILLE,

(VOSGES),

PAR CH. LEPAGE,

PHARMACIEN A L'ÉTABLISSEMENT DES EAUX
DE CONTREXÉVILLE,
MEMBRE CORRESPONDANT DU CONSEIL D'HYGIÈNE
ET DE SALUBRITÉ PUBLIQUE
DE L'ARRONDISSEMENT DE MIRECOURT.

« Si l'on considère qu'il peut exister dans les Eaux plusieurs autres substances qu'on ne soupçonnait pas autrefois, on en tirera cette conséquence qu'il faut refaire l'analyse, du moins des principales Eaux minérales, dans l'intérêt de la science médicale. »

M. Thénart (*Eau du Mont d'Or*, etc.)

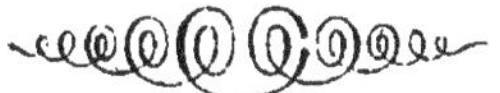

PARIS,

J. VIAT, libraire-éditeur,

COUR DU COMMERCE, 12 (FAUBOURG SAINT-GERMAIN.)

CONTREXÉVILLE,

A l'établissement des Eaux Minérales.

1857.

EAUX MINÉRALES

DE

CONTREXÉVILLE

(VOSGES.)

CHAPITRE PREMIER.

Notions générales.

Les Vosges sont renommées par leurs eaux minérales et thermales : PLOMBIÈRES, BAINS, BUSSANG, CONTREXÉVILLE occupent dans le livre de M. le Docteur *Constantin James* (1)

(1) *Guide pratique aux Eaux minérales et aux Bains de mer.*

devenu en quelque sorte classique, une place bien méritée. Contrexéville, connu par l'antique réputation de ses eaux, a particulièrement fixé depuis quelque temps l'attention des chimistes et des médecins.

Ses eaux minérales sont employées avec le plus grand succès dans les affections si douleureuses des voies urinaires et de la goutte.

Le village de Contrexéville, qui compte 700 habitants, est situé dans le département des Vosges, arrondissement de Mirecourt, dans un vallon qui s'ouvre du midi au nord; il est traversé par la rivière du Vair. L'air y est vif et sain, grâce à l'élévation du plateau au pied duquel il est placé, lequel est un des points culminants de France. A quatre kilomètres dans la direction du village de Dombrot, on rencontre une montagne dite le Haut de Salin, d'où le regard embrasse un horizon immense vers les montagnes des Vosges et du Jura. Les eaux qui découlent de cette montagne vont se perdre d'un côté dans la Méditerranée, et de l'autre dans l'Océan, après avoir rejoint la Saône et la Meuse, dont les sources sont peu éloignées.

Par suite de nouvelles routes récemment créées, Contrexéville n'est qu'à une distance de trois cents kilomètres de Paris, soixante-dix de Nancy, quarante-six d'Epinal, cinquante-six de Plombières, vingt-quatre de Bourbonne, vingt-cinq de Neufchâteau et de Mirecourt, et trente-cinq de Domremy, patrie de Jeanne d'Arc.

Ces routes, chaque jour desservies par des voitures publiques, mettent rapidement Contrexéville en communication avec les villes voisines et le relient à tous les chemins de fer de l'Est, de la Franche-Comté et de Lyon. Il vient de s'organiser un service rapide et direct de Paris à Contrexéville. Les étrangers peuvent, dans le village même, trouver des voitures à volonté pour toutes les directions.

L'administration des postes y a créé un bureau qui reçoit les dépêches de Paris en treize heures.

Plusieurs bons hôtels, renommés par l'aménité, les soins empressés et intelligents des directeurs, reçoivent les étrangers et les visiteurs. L'hôtel de l'établissement, restauré presqu'à neuf et meublé confortablement, mérite la réputation qu'il a acquise dans ces dernières années.

L'établissement des eaux, autrefois si négligé, est sorti de ses ruines, et le nouveau propriétaire l'améliore chaque jour par des travaux qui contribuent à sa commodité et à son embellissement. De gracieux jardins, de magnifiques ombrages, des promenades charmantes, le salon de réunion, la salle de billard, le cabinet de lecture, attirent, chaque saison, des visiteurs de la plus haute distinction, et dont le nombre va toujours en augmentant.

Avant la révolution, Contrexéville était fréquenté par les princes et les premières familles de la cour, MM. le comte d'Artois, de Beaufremont, de Beauveau, de Poix, de Lignéville, de Choiseul, de Cossé, etc. La plupart des pavillons de l'établissement ont été bâtis par ces illustres familles. On voit encore à l'extrémité du village le château dit des Anglais, bâti par quelques-uns de ces insulaires qui venaient à Contrexéville chercher la guérison ou le soulagement de leurs maux; ce bâtiment a été délaissé à cause de son éloignement des sources.

A cette époque, Contrexéville posssédait une jolie petite salle de spectacle, où souvent les plus hauts personnages jouaient eux-mêmes la tragédie et la comédie, pour faire écouler le temps le plus agréablement possible. Depuis la révolution, cette salle a été convertie en hôtel.

Les eaux de Contrexéville, un instant désertées pendant les troubles politiques, virent revenir leurs anciens visiteurs, dès que ces troubles furent calmés. Les sommités de l'aristocratie, des corps politiques, de l'armée, de la finance et de l'industrie les ont de nouveau fréquentées; des Italiens, des Espagnols, des Anglais, des Suédois, des Russes, des Américains sont venus prendre ces eaux. MM. de Luynes, de Breteuil, de Pommereux, d'Ambray, de Rohan, de Lambertye, Aldobrandini-Borghèse, d'Hennin-d'Alsace, de Montalembert, de Pimodan, de Moustier de Mégrigny, de Biron, de Cases, de Siméon, de Portalis, de Labrador, de Tolédo, d'Abancourt, de Panges, de Larochefoucauld, de la Pinsonnière, de Cosser, de Rivière, de Lamarch, de la Haye-Jousselin, de Larochejacquelin, d'Armfeld, de Bustamente, Bozzo di Borgo, le maréchal Macdonald, les généraux Trézel, Oudinot, Gazan, de Mornay, de Bertois, de Ponthon, de Larue, de Maucombe, de Montliveau, Bernard, Saint-Cyr, Nugues, etc.. MM. d'Argout, Lacave-Laplagne, Passy, de Wendel, Mallet, d'Aubermesnil, d'Aviel, d'Espeuilles, de Champ-Louis, de Richemont, Rollin-Sandos, MM. Bravard-Veyrières, Arnal, Richard (de l'Institut), de Monbel, de Guénéheuc, mesdames de Montaran, Horace-Vernet, etc., etc., doivent être cités en première ligne parmi les illustres clients des eaux de Contrexéville.

Contrexéville n'offre pas aux étrangers les distractions bruyantes, les plaisirs tumultueux et variés des eaux renommées de France et d'Allemagne; mais on y trouve le calme avec tous les agréments d'une Villa champêtre et la meilleure compagnie; ce calme et ce repos conviennent parfaitement pour la guérison des infirmités qui amènent à ces eaux.

Ce village est entouré de pleines fertiles, de prairies et de belles forêts.

Les ruines de La Mothe, le Chêne des Partisans, les gracieuses vallées de Bonneval et de Chèvre-Roche, les forges de la Hutte et de Droiteval, situées dans des vallons très pittoresques, offrent aux étrangers des buts de promenades et des motifs de distraction. Beaucoup de buveurs profitent même de leur séjour à Contrexéville pour visiter les montagnes des Vosges et les établissements thermaux qu'elles renferment, et reviennent à Contrexéville faire une nouvelle saison.

Les médecins les plus distingués de la capitale, frappés de l'efficacité de ces eaux, y ont envoyé et y envoient chaque année leurs malades avec la plus grande confiance. MM. Amussat, Andral, Arnal, Jules Cloquet, Chomel, Civiale, Denis, Guersant, Constàntin James, Leroy d'Etioles, Lisfranc, Malgaigne, Marjolin, Mélier, Mercier, Pasquier, Rayer, Ricord, Rostan, Ségalas, Serres, Velpeau, etc., etc., regardent ces eaux minérales comme souveraines dans leur espèce.

Les docteurs Bagard, Thouvenel, Constantin James, Mamelet, Baud et Legrand du Saulle, ont établi par leurs écrits qu'elles ont une efficacité souveraine dans les affections graveleuses et calculeuses des reins et de la vessie; qu'elles détachent les couches internes de ces corps étrangers, les divisent et les entraînent par les voies naturelles avec une énergie remarquable :

« Qu'elles guérisent les affections catarrhales du tube » digestif, de l'appareil génito-urinaire, du rectum et » de l'utérus, soit que les malades se bornent à les » prendre en boisson, soit surtout qu'ils les prennent » en même temps sous forme de douche ou d'injection ;

« Que leurs propriétés anti-spasmodiques, leur nature » ferrugineuse, leur basse température les approprient » merveilleusement au traitement des maladies uté- » rines ;

« Qu'elles agissent sur la chlorose et sur les anémies en » général avec plus de promptitude, plus d'intensité et » en même temps plus de sécurité d'action que les pré- » parations martiales ;

« Qu'elles favorisent la cicatrisation des vieux ulcères, » surtout des ulcères entretenus par les vices dartreux, » scrofuleux ou vénériens ;

« Que leur action est évidente dans la goutte dont » elles éloignent et affaiblissent les accès, et qu'elles gué- » rissent en plusieurs cas ;

« Qu'enfin elles ont amélioré ou guéri de nombreuses » affections spasmodiques et surtout celles du tube di- » gestif et de ses annexes. »

Les bibliographies des eaux minérales connues sont presque toutes très riches en documents relatifs à leur histoire; mais dès le siècle dernier Contrexéville avait déjà mérité l'attention des savants.

Deux mémoires *ex-professo* ont été publiés sur ces eaux : le premier fut lu le 10 janvier 1760, par le docteur Bagard, premier médecin du roi Stanislas, président et doyen du collége de Nancy, à la Société des sciences et arts de cette ville; c'est à ce savant médecin que l'humanité est redevable de ces eaux, dont il révéla les propriétés chimiques et les vertus médicales.

Le second mémoire, de 1774, est dû au docteur Thouvenel, médecin de Louis XVI; c'est lui qui fonda l'établissement et y attira la clientèle aristocratique des seigneurs de la cour de Versailles.

MM. Gobley et Chevallier, membres de l'Académie de médecine, ont écrit sur ces eaux et indiqué les éléments de leur composition chimique.

M. Mamelet a publié une Notice très intéressante sur les eaux de Contrexéville; cette notice est le fruit de quarante années d'observations et d'exercice, pendant lesquelles ce praticien consciencieux a donné ses conseils et ses soins aux malades qui fréquentaient Contrexéville.

M. le docteur Haxo, secrétaire perpétuel de la Société d'Emulation des Vosges, dans une brochure qui a pour titre : *Coup d'œil sur les Eaux minérales du département des Vosges*, donne des renseignements sur les eaux de Contrexéville, et sa brochure sert de guide aux touristes et aux malades qui visitent les eaux minérales du département.

CHAPITRE DEUXIÈME.

Des Sources.

Les sources minérales de Contrexéville sont au nombre de trois; elles sont connues sous les noms de *Source du Pavillon*, *Source des Bains*, et *Source du Quai*.

L'établissement, où elles sont situées, est placé au couchant du village, dans la presqu'île formée par le Vair et le ruisseau qui vient de Suriauville. On y entre par un joli jardin environné de bâtiments servant de lieu de réunion et de logement aux étrangers. De belles galeries circulaires aboutissent à un pavillon octogone, où est la principale source, dite du Pavillon.

Source du Pavillon.

Cette source sert à l'usage interne. L'ouverture par où l'eau s'échappe est au niveau du sol; elle tombe dans un bassin de pierre, et de là dans un canal de décharge. L'ouverture, le bassin et le canal sont enduits d'une matière ocracée et onctueuse, qui se précipite dans l'eau par son contact avec l'air atmosphérique et se détache facilement par le frottement et le lavage.

Sources des Bains et du Quai.

Ces deux sources servent à l'usage externe et sont aussi comprises dans l'établissement; elles sourdent sur les bords même du quai du Vair, près des bâtiments et cabinets des bains et douches; comme la source du Pavillon, elles déposent des sédimens. Elles sont éloignées de quarante mètres de la source principale et n'ont aucune communication avec elle.

Ces trois sources sortent du Muschelkalk moyen, et appartiennent à la classe des eaux carbonatées, acidules et ferrugineuses.

Leur célébrité, due à leur seule efficacité, remonte à 1760; elle n'a fait que s'accroître sans réclame et sans bruit; c'est un fait reconnu même dans une Notice où l'on exalte d'autres sources minérales qui se donnent comme rivales (1).

« Quand nos nombreux établissements thermaux, si

(1) PESCHIER. *Notice sur les Eaux minérales de Vittel, page 4.*

» divers, mais tous animés d'un même désir de faire du
» bruit dans le monde, s'illustraient et se vulgarisaient
» par le retentissement de la réclame, non moins que
» par l'étude et la discussion scientifique, Contrexéville
» seul, à peine tiré de son obscurité par les travaux
» consciencieux, mais peu retentissants, de Bagard et de
» Thouvenel, attendait en silence, de la reconnaissance
» seule de ses clients, que l'opinion médicale se fixât
» irrévocablement sur sa valeur précise. »

Pure de toute surprise, de toute excitation de l'opinion, dédaigneuse d'une éclosion précoce et partant éphémère, cette bienfaisante source, par le seul fait de la multiplicité et de la constance des guérisons qu'elle a disséminées de par le monde, est parvenue à ce point de notoriété publique que son nom n'est pas moins identifié avec l'idée de gravelle et de goutte, que celui de sulfate de quinine avec l'idée de fièvre intermittente. Cette justice lui est rendue par tous et sans conteste.

SOURCE DU PAVILLON.

Analyse quantitative.

Cette Source, la plus importante de l'établissement, est celle qui nous a présenté les résultats les plus curieux et que les médecins désignent comme la plus active.

Elle coule sans interruption et donne un volume d'eau qu'on évalue, par vingt-quatre heures, à 92,000 litres au moins; cette quantité n'est pas toujours constante; dans les fortes chaleurs, elle diminue sensiblement. Elle est froide, sa température, terme moyen, est de dix degrés centigrades; elle est d'une parfaite limpidité, et dépose dans le bassin de réception un résidu ocracé qui s'attache à la paroi interne de ce bassin. Elle n'exhale qu'une odeur peu sensible, propre aux eaux ferrugineuses ; sa saveur est fraîche d'abord, douceâtre ensuite, puis légèrement acidule, enfin sensiblement *atramentaire*. Au point où le jet d'émission tombe dans le bassin, il s'échappe des bulles gazeuses qui sont en grande partie composées d'azote pur.

L'eau exposée à l'air laisse former à sa surface une légère pellicule cristalline, d'un aspect gras, irisé, et qui disparaît par l'agitation, mais se reforme de nouveau par le repos. Quand on la fait bouillir, elle se trouble d'abord en blanc, d'une manière plus ou moins prononcée, puis redevient claire.

Des expériences réitérées nous ont prouvé qu'elle pèse, par litre d'eau, deux grammes vingt centigrammes de plus que l'eau distillée.

Par l'ébullition, elle abandonne de l'acide carbonique, de l'oxigène et de l'azote, et le résidu qu'elle laisse alors déposer contient des carbonates de chaux, de magnésie et du sulfate de chaux.

Le papier bleu de Tournesol n'a aucune action sur elle ; elle verdit le sirop de violettes.

Le papier imprégné d'un sel de plomb, brunit légèrement dans cette eau, caractère qui indique la présence de l'acide sulfhydrique ou d'un sulfur.

L'infusion récente de noix de galle et la solution de cyanure rouge de potassium et de fer communiquent à l'eau de cette source, la première, une coloration en rose, la seconde, une coloration bleuâtre, caractères propres au fer.

Le nitrate d'argent, dissous dans cette eau acidulée, y décèle, par un dépôt abondant de chlorure d'argent, la présence du chlore.

Le chlorure de palladium, l'amidon et l'acide nitrique, mis en contact avec cette eau, n'y indiquent pas la présence de l'iode d'une manière sensible.

L'évaporation de cinquante litres d'eau a donné un dépôt légèrement ocracé dans lequel nous avons sans peine constaté la présence de l'arsenic.

L'oxalate d'ammoniaque y précipite de l'oxalate de chaux, et le phosphate d'ammoniaque, ajouté à la solution, donne un léger dépôt de phosphate ammoniaco-magnésien.

Cette eau acidulée et traitée par le nitrate de baryte a donné un précipité blanc de sulfate de baryte.

Les résidus des eaux de Contrexéville, chauffés au

bain de sable, nous ont fourni des traces bien évidentes de matières organiques.

Enfin, au moyen des réactifs conseillés dans tous nos ouvrages classiques, surtout ceux de MM. Bouquet et Jules Lefort, que nous avons souvent consultés, et dont les descriptions seraient inutiles ici, nous avons obtenu la certitude que ces eaux contenaient en outre : de la potasse, de la soude, de l'alumine et de l'acide silicique.

Analyse quantitative.

La composition des eaux de Contrexéville a exercé à plusieurs reprises la sagacité des chimistes et des médecins. Différentes analyses ont été faites par plusieurs savants distingués, savoir : par MM. Nicolas, en 1820 ; le professeur Fodéré, de Strasbourg, en 1825 ; Collard de Martigny, en 1828 ; Chevallier, membre à l'Académie de médecine, et Gobley, en 1839, mais plus récemment (1852) par M. O. Henry, membre à l'Académie de médecine et chef de ses travaux.

Les analyses antérieures à celles de MM. Chevallier, Gobley et Henry, offrent assez d'exactitude, si on tient compte de l'état de la science docimasique à cette époque et des méthodes analytiques employées alors. On n'ignore pas, en effet, que l'analyse chimique des eaux minérales a fait et fait tous les jours des progrès très sensibles. Beaucoup de substances (iode, brôme, arsenic, manganèse, matières organiques) sont venues grossir la liste des principes fixes, et tout porte à croire que les découvertes en ce genre ne s'arrêteront pas là. En général, l'eau ne change pas de nature; mais la somme de ses principes minéralisateurs est sujette à varier, soit sous l'influence des révolutions terrestres, soit par suite de son mélange avec d'autres sources avoisinantes et souterraines.

Toutes ces raisons ont donc fait penser qu'il était intéressant de recommencer l'analyse des sources de Contrexéville; nous nous arrêterons sur les résultats obtenus par M. Henry, et nous nous bornerons à rappeler ses travaux, ce savant étant plus habile opérateur et plus habitué que nous aux expériences de ce genre.

Source du Pavillon.

ANALYSE DE M. HENRY.

M. Henry a été conduit à établir comme il suit la composition chimique de l'eau minérale de Contrexéville, en la supposant prise à son point d'émergence, et pour 1,000 grammes ou un litre de liquide.

La composition chimique de cette eau est la suivante :

			LITRES.	
PRINCIPES VOLATILS	Acide carbonique libre		0,019	
	Azote avec un peu d'oxigène		*indéterminé.*	
			GRAMMES.	
PRINCIPES FIXES.	Bi-carbonates.	de chaux	0,675	0,896
		de magnésie	0,220	
		de soude... anhydre	0,197	
		de fer et de manganèse	0,009	
		de strontiane sans doute carbonatée	*indices.*	
	Sulfates anhydres.	de chaux	1,150	
		de magnésie	0,190	
		de soude	0,150	
		de potasse	*indices.*	
	Chlorures	de sodium / de potassium	0,140	
		de magnésium	0,040	
	Iodure / Bromure	alcalins ou terreux	*indices.*	
	Silicates.	Silice / Alumine	0,120	
	Azotate		*indices.*	
	Phosphate de chaux ou d'alumine. / Matière organique azotée / Principe arsenical, uni au fer sans doute. / Perte		0,070	
		Principes minéralisateurs	2,941	1,000
		Eau pure	997,059	

Sources des Bains et du Quai.

ANALYSE DE M. HENRY.

		POUR UN LITRE.	
		Source DES BAINS.	Source DU QUAI.
		GRAMMES.	GRAMMES.
Bi-carbonates.	de chaux / de magnésie	0,940	0,080
	de soude (anhydres). .	0,160	0,170
Sulfates. (anhydres).	de chaux.	1,260	1,250
	de magnésie / de soude	0,340	0,300
Chlorures alcalins et terreux.		0,140	0,160
Iodure, sans doute.		»	»
Fer et manganèse, évalués		0,005	0,005
Silice / Alumine / Sel de potasse / Phosphate / Matière organique et perte		0,310	0,320
Totaux.		3,155	3,185

Tels sont les résultats fournis par les procédés de l'analyse chimique de M. O. Henry ; on le voit, ces trois sources ont une très grande analogie : on remarquera cependant que la source du Pavillon est plus ferrugineuse et moins calcaire.

Depuis les travaux entrepris par M. O. Henry, un très habile chimiste, M. J. Niklès, a communiqué à l'Institut de France (Académie des sciences) un travail très intéressant sur la présence du fluor dans la composition de certaines eaux minérales, et notamment dans celles de Contrexéville..... « J'en ai trouvé, dit l'auteur, en » quantités sensibles à l'état de fluorures. L'eau de Con- » trexéville en est bien plus riche que celle de Plombiè- » res ; elle imprime à la lame de cristal de roche des » marques visibles à l'œil nu, tandis qu'une même quan- » tité d'eau de Plombières, quatre litres, n'impressionne » cette lame que passagèrement.

» L'eau de Vichy, si riche en principes minéralisateurs, » contient également des fluorures, mais en proportion » moindres que les eaux de Plombières et de Contrexé- » ville, de telle sorte que pour en trouver, il faut opé- » rer sur une plus grande quantité d'eau, huit litres au » moins.

» Le fait de la présence des fluorures dans des eaux mi- » nérales qui jouissent d'une réputation si méritée, me » semble de nature à appeler l'attention des médecins

» sur les propriétés thérapeutiques de ces combinaisons,
» propriétés non encore étudiées, bien qu'on sache qu'elles
» ne sont pas toxiques (1). »

Nous recueillons et enregistrons avec plaisir cette récente découverte de M. J. Niklès. Il nous est bien difficile, dès à présent, de dire en quoi la présence du fluor est susceptible de nous éclairer sur les propriétés médicales des eaux de Contrexéville; mais, au moyen de recherches expérimentales, soigneusement faites, nous ne tarderons peut-être pas à être édifié sur les vertus physiologiques et thérapeutiques de ce nouvel élément chimique.

Il nous a paru utile pour compléter nos renseignements sur les eaux de Contrexéville, de faire l'analyse chimique des dépôts ou sédiments de ces sources.

Ces analyses ont été faites au moyen des procédés indiqués par M. E. Baudrimont, préparateur à l'Ecole de pharmacie de Paris, et qui a bien voulu, de concert avec nous, vérifier nos travaux à ce sujet ; son concours nous a été des plus utiles dans ces recherches analytiques : nous lui devons les plus grands remerciements.

---

(1) Compte-rendu des séances de l'Académie des sciences du 5 mai 1857.

Analyse des Dépôts.

Les eaux minérales de Contrexéville déposent, aussitôt après leur émergence dans les bassins mêmes où elles jaillissent et sourdent, des sédimens rouges, ocreux, denses et toujours pulvérulents. Ces sédimens sont principalement composés de sesqui-oxide de fer; et comme ces eaux contiennent ce métal à l'état de protoxide, la formation de ces dépôts doit nécessairement être précédée de l'oxidation du principe ferrugineux. L'évaporation des gaz et le contact de l'air atmosphérique font passer les bi-carbonates à l'état de carbonates neutres insolubles, et les précipitent sous forme de poudre ocracée, se détachant facilement et n'ayant aucune adhérence avec les corps sur lesquels elle repose. Ce sont de semblables dépôts que chaque buveur peut remarquer sur les parois du verre dont il se sert, et qui se forment même après le premier puisage.

Ces eaux, arrivées au contact de l'air, conservent

seulement la proportion d'acide carbonique qu'elles peuvent dissoudre sous la pression atmosphérique, et perdent en même temps une partie de leur protoxide de fer, qui se sépare sous forme de sesqui-oxide. Cette première action des agents atmosphériques étant épuisée, ces eaux minérales ferrugineuses semblent acquérir un nouvel état de stabilité dans leur composition chimique; elles conservent encore la plus grande partie du protoxide de fer qu'elles contenaient au moment de leur sortie du sol, et ce principe ne semble pas, dès-lors, avoir plus de tendance que les autres éléments à se séparer de la dissolution minérale.

Dépôt ferrugineux de la Source du Pavillon.

Nous avons recueilli dans le bassin et le canal par lequel s'écoule l'eau du Pavillon, un dépôt ocreux, amorphe, pulvérulent, onctueux au toucher. Ce dépôt a été lavé plusieurs fois à l'eau distillée froide, puis recueilli sur un filtre et séché à une température de quinze à vingt degrés; cette matière ainsi séchée a été passée au tamis de soie pour en séparer les matières étrangères. Malgré cette précaution, le dépôt produit par l'eau minérale est toujours resté mélangé avec une petite quantité d'argile provenant de la terre végétale dans laquelle est creusé le petit canal de décharge.

Le dépôt ferrugineux de cettte source est pulvérulent après la dessication, et possède une couleur franche d'oxide de fer hydraté.

Nous avons d'abord dosé l'humidité, puis les matières organiques par dessication à l'étuve, et ensuite par calcination. Nous avons, après cela, entrepris, par les méthodes ordinaires, l'analyse des produits principaux, tels que : silice alumine, oxide de fer, chaux, magnésie, acide phosphorique, en commençant l'attaque par le carbonate de soude. L'arsenic a été dosé à l'état métallique par l'appareil de Marsh. Le protoxide de fer, par la méthode de Marguerite, à l'aide de l'hyper-manganate de potasse. Le manganèse a été reconnu dans les précipités d'oxide de fer ; nous n'avons pu trouver de strontiane ; enfin, après les recherches les plus scrupuleuses, voici les résultats obtenus :

DÉPÔT
DES SOURCES
Du Pavillon, des Bains et du Quai.

Cinq grammes traités par la méthode ci-dessus ont donné :

MOYENNE DE DEUX ANALYSES.

	PAVILLON.	BAINS.	QUAI.
Eau.	0,121	0,145	0,170
Silice.	2,1225	1,535	2,005
Alumine.	0,297	0,258	0,217
Sesqui-oxyde de fer.	0,990	1,210	1,060
Carbonate de chaux.	0,5655	0,742	0,755
Magnésie (pyro-phosphatée) (dosage de la magnésie).	0,252	0,256	0,278
Pyro-phosphate de (magnésie) (dosage de l'acide phosphorique).	0,014	0,022	0,019
Arsenic métallique.	0,0009	0,002	0,0015
Matières organiques.	0,705	0,951	0,585
Manganèse.	*quantité notable.*	*quantité notable.*	*quantité notable.*
Strontiane.	0	0	0

Ce qui correspond par le calcul à :

	PAVILLON	BAINS.	QUAI.
Eau	0,1210	0,1450	0,1700
Silice	2,2225	1,5330	2,0050
Alumine	0,2970	0,2580	0,2170
Sesqui-oxide de fer hydraté	0,5800	0,6419	0,6770
Carbonate de protoxide de fer (1)	0,2620	0,4675	0,3380
Carbonate de chaux	0,5655	0,7420	0,7350
— de magnésie	0,1760	0,1988	0,2105
Phosphate de fer	0,0390	0,0367	0,0317
Arséniate de fer	0,0020	0,0051	0,0038
Manganèse	*quantité notable.*	*quantité notable.*	*quantité notable.*
Strontiane	0	0	0
Matière organique	0,7050	0,1951	0,5840
Perte	0,0300	0,0260	0,2800
	5,0000	5,0000	5,0000

(1) Pour titrer le protoxide de fer, nous avons pris une liqueur d'hyper-manganate de potasse, dont 64 divisions $^1/_2$ correspondaient à 0 gramme 02 de fer pur ; or 5 grammes de dépôt du

	Pavillon —	Bains —	Quai	
ont décoloré	687[d]	725[d]	525[d]	de cette liqueur.

CALCULS

Pour 100 parties du dépôt des différentes Sources.

	PAVILLON.	BAINS.	QUAI.
Eau	2,420	2,900	3,400
Silice	45,450	30,660	40,100
Alumine	5,940	5,160	4,340
Sesqui-oxide de fer hydraté	9,600	12,838	13,540
Carbonate de protoxide de fer	9,240	9,350	6,760
Carbonate de chaux	11,310	14,940	14,700
— de magnésie	3,520	3,876	4,210
Phosphate de fer	0,780	0,734	0,634
Arséniate de fer	0,040	0,102	0,076
Matière organique	11,100	19,020	11,686
Manganèse	*quantité notable*	*quantité notable.*	*quantité notable.*
Strontiane	0	0	0
Perte	0,600	0,320	0,560
	100,000	100,000	100,000

Ces dépôts devaient évidemment contenir la plupart des éléments des eaux qui les avaient formés; ils sont accumulés en proportion assez considérable pour qu'il soit plus facile d'en constater la nature en les analysant qu'en agissant sur les eaux elles-mêmes (1).

Comme on le voit, ces trois sources présentent, dans leur composition chimique, une telle analogie que nous les regardons comme ayant la même origine, et n'offrant les faibles différences observées dans leur composition chimique, qu'en raison du mélange de quelques-unes d'entre elles avec des eaux douces en proportion plus ou moins considérable.

---

(1) En comparant la composition de ces dépôts à celle des eaux qui les fournissent, nous devons mettre en relief les quelques différences que les tableaux précédents nous permettent de relever.

Le dépôt de la Source du Pavillon est moins ferrugineux que ceux des deux autres sources.

D'après l'analyse de M. O. Henry, l'eau de la Source du Pavillon serait, au contraire, plus riche en fer que les deux autres.

Ce même dépôt serait moins calcaire et plus silicieux que ceux des Bains et du Quai. L'arsenic y est en quantité moindre que dans les deux autres sources. On remarque, du reste, que les quantités d'arsenic paraissent être proportionnelles aux quantités de fer des dépôts. Cet arsenic n'a pas été mentionné dans les analyses que M. Henry avait faites des eaux des Bains et du Quai.

Enfin, aucun indice de strontiane n'a pu être constaté dans ces dépôts, ce qui ne s'accorde pas avec les analyses de M. Henry, qui a indiqué dans ces eaux des traces de cette substance.

CONSERVATION

Des Eaux de Contrexéville.

Les eaux minérales de Contrexéville se conservent longtemps lorsqu'on les met dans des bouteilles bien bouchées. Des bouteilles analysées après deux années de séjour dans la cave n'avaient rien perdu de leurs propriétés. Leur composition chimique peut être modifiée par une exposition prolongée au contact de l'air, par le bouchage incomplet des bouteilles dans lesquelles on les expédie, enfin par leur séjour dans des magasins ordinairement soumis aux influences d'une température variable.

L'altération qui se produit dans ces circonstances, aboutit toujours à l'élimination de quelques-uns des principes constituants de ces eaux : une partie de l'acide carbonique reprend l'état gazeux; par suite, les carbonates terreux qui se précipitent, entraînent avec eux des proportions diverses, de la silice et de l'acide sulfurique.

Sous l'influence de l'oxigène atmosphérique, le protoxide de fer passe à l'état de sesqui-oxide et se précipite, entraînant avec lui une grande partie de l'acide arsénique dissous dans l'eau minérale.

Exposées à l'air sans être bouchées, quelques bouteilles ont pris l'odeur d'hydrogène sulfuré; d'autres sont restées exemptes de cette décomposition, mais elles ont laissé déposer une partie du principe minéralisateur. Les chimistes pensent que cette odeur sulfurée provient de l'acide sulfhydrique ou d'un sulfure alcalin.

Les circonstances extérieures auxquelles sont exposées les eaux minérales depuis le moment de leur puisement jusqu'à celui de leur emploi, peuvent faire varier le fer maintenu en dissolution ; mais ces variations ne sont jamais bien grandes.

Le nouveau propriétaire a fait prendre toutes les précautions nécessaires pour prévenir toute altération possible : le parfait bouchage, les lièges choisis et préparés, et surtout le soin de n'expédier aux marchands en gros que de petites quantités, pour renouveler souvent les expéditions, et le soin de ne faire emplir les bouteilles que la veille de leur départ, ont contribué aux succès de ces eaux et à la satisfaction des buveurs ; aussi, jusqu'alors pas une plainte n'a été faite.

C'est à tort que quelques personnes ont réclamé les

capsules en étain, au lieu du goudronnage; on comprendra facilement que le goudron chaud pénètre dans les pores du liège, empêche l'accès de l'air, tandis que la capsule en étain ne fait que retenir le bouchon, et ne peut en aucune circonstance remplir le but du goudron.

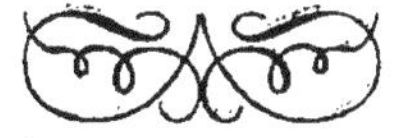

CHAPITRE TROISIÈME.

URINE,

Concrétions, Calculs biliaires, Calculs urinaires,

MODE D'ACTION

DES EAUX DE CONTREXÉVILLE.

Urine.

D'après l'analyse de **BERZÉLIUS**, on trouve dans l'urine :

	1,000 p. D'URINE d'homme.	100 p. DE RÉSIDU d'urine.
Urée	30,10	44,59
Acide lactique libre ? Lactate d'ammoniaque ? Matière extractive	17,15	25,58
Acide urique	1,00	1,49
Mucus de la vessie	0,32	0,48
Sulfate de potasse	3,74	5,54
Sulfate de soude	3,16	4,72
Phosphate de soude	2,94	4,39
Bi-phosphate d'ammoniaque	1,65	2,46
Sel marin	4,45	6,64
Sel ammoniaque	1,50	2,23
Phosphate de chaux et de magnésie	1,00	1,49
Silice	0,03	0,05
Eau	933,00	0,00
	1,000,00	100,00

Plusieurs causes modifient les propriétés physiques et chimiques de l'urine :

Beaucoup d'aliments colorés ou odorants lui communiquent leur odeur ou leur couleur ; la coloration est souvent changée par des causes toutes pathologiques. La pâleur en est remarquable dans un grand nombre de névroses, surtout dans la migraine et l'hystérie ; l'urine devient rouge ou moins foncée dans les maladies fébriles ; rouge encore ou laiteuse daus le rhumatisme aigu, dans la goutte ; noire ou plutôt jaune-orange foncé dans les maladies putrides ; rouge de sang ou noirâtre dans l'hématurie ; bilieuse et tachant le linge dans l'ictère, etc. La présence du sang dans l'urine se rattache à l'existence d'un assez grand nombre de maladies locales ou générales.

En ce qui concerne sa transparence et sa consistance, l'urine est muqueuse, glaireuse, oléagineuse, trouble, sédimenteuse, épaisse, floconneuse. Dans la gravelle, les sédiments sont de deux sortes, selon qu'ils prennent naissance dans les urines acides ou alcalines. Les sédiments d'urines acides peuvent être composés plus particulièrement d'acide urique, d'urates d'ammoniaque ou de chaux, de chlorure de sodium, de cystine et de mucus, ensemble ou séparément, et combinés avec de la matière colorante d'urine. L'acide urique y est, soit à l'état de poudre rougeâtre, soit sous forme de cristaux.

Les sédiments d'urines alcalines sont ordinairement composés de mucus, de phosphate de chaux seul ou mêlé de phosphate amoniaco-magnésien ; rarement ils contiennent des urates. Indépendamment de la qualité acide ou alcaline, on trouve une première indication dans la couleur des sédiments urinaires : ainsi ce n'est pas à tort que l'on nomme gravelle rouge, les sédiments *d'acide urique;* gravelle jaune, les sédiments *d'oxalate de chaux;* gravelle grise, les sédiments *de phosphate ammoniaco-magnésien.*

Les sédiments bleus de l'urine que les chimistes attribuent à une substance particulière, la *cyanourine,* sont constitués par une poussière bleue qui, chauffée, dégage des produits empyreumatiques.

Concrétions.

Les concrétions pathologiques sont constituées généralement par des matières inorganiques réunies par une matière organique variable. Un grand nombre d'organes peuvent en être le siége. Sous le rapport de leur origine, on peut les diviser en trois variétés ; 1° celles qui dérivent de noyaux formés, soit dans le canal alimentaire, soit dans l'appareil biliaire, mais qui se sont recouvertes de matières salinées ou animales pendant leur trajet dans l'intestin; 2° celles qui ont pour origine des noyaux ou enveloppes de fruits, des fragments d'os, etc., recouverts de particules cristallines; 3° celles qui sont entièrement formées dans le tube digestif et sont homogènes. Les premières ont leur noyau principalement formé de cholestérine, de matière colorante jaune et de résine biliaire, recouvert de couches de phosphate. Les secondes ont leurs couches extérieures analogues aux premières. Enfin les troisièmes sont constituées par des fibres végétales unies par du mucus à des sels terreux. Des concrétions énormes ont été quelquefois trouvées dans l'intestin des personnes qui prenaient de grandes quantités de magnésie, de bi-carbonate de soude, etc. Le volume des concrétions pathologiques est fort variable, leur couleur extérieure est généralement ocracée; rarement elles sont blanchâtres.

Calculs biliaires.

On les trouve, soit dans la vésicule même, soit dans les canaux biliaires. Leur nombre varie de un jusqu'à plusieurs milliers. Ils sont tantôt libres et tantôt séparés par des cloisons. Leur volume dépasse rarement celui d'un œuf de poule; ils peuvent ne pas être plus gros que des grains de millet. Ils sont arrondis, oblongs, à facettes, etc. Ils sont généralement verdâtres; mais on en trouve de jaunes, de rouges, de bleus, de noirs, de blanchâtres. Ils sont plus légers que l'eau. On les divise en *lamellati, striati* et *corticati.* Les premiers, formés de couches concentriques, sont durs et peu ou point inflammables. Les seconds présentent des stries qui vont du centre à la circonférence. Ils sont généralement formés de cholestérine, et sont par conséquent inflammables. On les nomme quelquefois *calculs muraux* ou *muriformes.* Les troisièmes ont un noyau constitué par des lamelles de cholestérine, puis par une substance placée entre le noyau et l'écorce qui enveloppe le tout. Ils sont régulièrement inflammables. Outre la cholestérine, graisse blanche cristallisable, soluble dans l'alcool et dans l'éther, on a trouvé dans les concrétions biliaires, les matières colorantes de la bile; du mucus, de l'albumine, une matière charbonneuse, des sels alcalins et terreux, etc.

Calculs urinaires.

Ce sont les concrétions morbides des reins, des uretères et de la vessie. Ils sont encore plus divers de formes, de couleur et de composition que les calculs biliaires. Les substances que l'on y rencontre peuvent se diviser en deux classes, celles destructibles par la chaleur rouge, celles non destructibles par ce moyen. Les premiers sont : l'acide urique, l'urate d'ammoniaque, l'acide oxalique (à l'état d'oxalate), la cystine ou oxide cystique, l'oxide xanthique, l'ammoniaque (séparé de phosphate), la matière animale et le sang desséché. Les substances de la deuxième catégorie sont : le phosphate de chaux, le phosphate de magnésie, le carbonate de soude (provenant de la calcination de l'urate), le carbonate de chaux mêlé de chaux caustique (provenant de la décomposition de l'oxalate), la silice, etc.

Ils peuvent être constitués par une seule de ces substances ou par plusieurs.

Les *calculs d'acide urique* sont d'une couleur fauve, rougeâtre, brune, grise ou noire, jamais blanche ; d'un tissu cassant, rayonné, dont la surface est souvent lisse, quelquefois mamelonnée, mais bien rarement épineuse et d'un volume variable ; la densité est de 1,2 à 1,7.

Les *calculs d'urate d'ammoniaque* sont allongés, déprimés ; leur surface est lisse, jamais tuberculeuse, quelquefois brillante et cristalline ; leur densité, de 1,2 à 1,7. Généralement petits, fauves et formés de couches minces, ils sont quelquefois recouverts d'une couche d'acide urique. Ils se distinguent facilement des autres par leur grande solubilité dans l'eau chaude et les solutés de carbonates alcalins.

Les *calculs d'oxalate de chaux* sont sphéroïdaux, souvent mamelonnés et hérissés de pointes (ce qui leur a valu le nom de *calculs muraux*), bruns au dehors, gris à l'intérieur, au tissu homogène ; sciés, ils offrent le poli de l'ivoire ; leur volume peut être celui d'un œuf de poule : densité, 1,4 à 2,0.

Les *calculs de cystine* sont entièrement formés par cette substance. Elle est soluble dans les acides minéraux et l'acide oxalique étendus ; elle résiste à l'action des acides tartrique, citrique, acétique. Elle brûle à la flamme du chalumeau, en répandant une odeur fétide.

Mode d'action des Eaux de Contrexéville.

Après avoir indiqué la composition élémentaire des sécrétions urinaires, il nous reste à faire connaître le mode d'action des eaux de Contrexéville relativement à la désagrégation de ces mêmes calculs et à l'influence modificatrice de ces sécrétions. Partageant de tous points, à ce sujet, les idées de M. Constantin James, nous ne pouvons mieux faire que de consigner ici l'opinion de ce savant médecin, en reproduisant textuellement les passages suivants de son ouvrage : *Guide aux Eaux de France et de l'Etranger* (1).

« Les eaux de Contrexéville sont prescrites, le pre-
» mier jour, à la dose de deux ou trois verres (le verre
» est d'un tiers de litre) qu'on boit le matin et à jeûn.
» Les jours suivants, on en augmente le nombre qu'on
» porte insensiblement jusqu'à douze ou quinze : quel-
» ques personnes vont à vingt et même au-delà, sans en
» être fatiguées. Pendant les quatre derniers jours de la
» cure, on doit en diminuer la dose, de manière à finir
» par cinq ou six verres.

---

(1) C. James, ouvrage cité.

» Arrivées dans les premières voies, ces eaux sont ra-
» pidement absorbées.

» Leur présence dans le système vasculaire se traduit
» par l'accélération du pouls, la fréquence de la respira-
» tion et l'activité plus grande de toutes les sécrétions,
» spécialement des urines et des selles. Elles sont émi-
» nemment diurétiques ; quelques heures suffisent, après
» leur ingestion, pour qu'elles soient élaborées par les
» reins et expulsées au dehors. Beaucoup de malades en
» boivent ainsi, dans la matinée, de six à dix kilogram-
» mes ; or, circonstance importante, on retrouve ensuite,
» presque intacts dans les urines, la plupart des principes
» de l'eau minérale.

» On peut donc se représenter l'eau de Contrexéville,
» prise en quantité aussi considérable, comme formant de
» véritable courants à travers la substance du rein, les
» bassinets et les canaux urinaires ; ces courants, en-
» traînant avec eux les mucosités et les concrétions, leur
» font franchir les uretères et facilitent par suite leur
» chute dans la vessie.

» L'urine, ou plutôt l'eau minérale, parvenue dans ce
» réservoir, y séjourne assez pour agir sur ses parois.
» Celles-ci, vivement stimulées, se contractent avec plus
» d'énergie, et expulsent, en même temps que les urines,

» les graviers ou même les calculs dont le volume est en » proportion avec l'empleur de l'urètre.

» Indépendamment de ces phénomènes d'élimination, » les eaux de Contrexéville exercent une action directe » sur la matière lithique elle-même. Plongez un de ces » calculs dans le bassin de la fontaine, où l'eau se renou- » velle continuellement, et, au bout d'un certain temps, » ils vous offriront des traces manifestes de dissolution. » Le résultat sera-t-il le même si les corps étrangers » existent dans les voies urinaires? M. Mamelet m'a » montré des graviers sortis par l'urètre, sur lesquels » on remarque des sillons irréguliers et des dépressions » inégales, indiquant leur érosion par l'urine chargée » des principes minéralisateurs. J'ai moi-même été té- » moin d'un fait semblable pendant que j'étais à Con- » trexéville : un malade, logé chez Martin-Bernardin, » rendit un gravier volumineux, sur lequel je constatai » parfaitement l'action désagrégante de ces eaux.

» Mais prenons garde : qu'on aille pas conclure de ce » que je viens de dire, que, si les eaux de Contrexéville » favorisent quelquefois l'expulsion des graviers en les » corrodant, elles peuvent également dissoudre des » pierres dont le volume serait en disproportion notable » avec le diamètre des voies naturelles. En effet, qu'ar- » rive-t-il en pareil cas? L'eau minérale use la surface » du calcul, en détache des parcelles, mais surtout elle

» s'attaque au mucus qui servait à les unir et dissimu-
» lait leurs aspérités ; or, avant que le noyau même du
» calcul soit entamé, son écorce, si je puis m'exprimer
» ainsi, devient inégale et âpre, de manière à blesser la
» vessie et à provoquer d'assez vives souffrances.

» Ainsi, certains malades venus à Contrexéville sans se
» douter qu'ils eussent la pierre, en ont éprouvé, au bout
» de quelques jours, les premières atteintes.

» Ce ne sont pas les eaux qui la leur ont donnée, elles
» ont seulement décélé son existence. On comprend qu'il
» faut, en pareil cas, suspendre tout de suite l'usage de
» ces eaux ; et, comme l'espèce de roulement auquel le
» calcul est soumis dans la vessie fatigue et irrite l'or-
» gane, on ne saurait trop tôt recourir à la lithro-
» tritie.

» Les eaux de Contrexéville diffèrent donc de celles
» de Vichy par deux points essentiels : d'abord, elles
» conviennent à toute espèce de gravelle, quelle qu'en
» soit la nature, attendu que ces eaux agissent plutôt par
» une sorte d'irrigation répétée que par des combinaisons
» chimiques ; ensuite, bien loin de faire disparaître la
» pierre ou d'en marquer la présence, en revêtant la
» surface d'un enduit soyeux, ainsi qu'on l'observe à Vi-
» chy, elles exaspèrent ses symptômes, et souvent même
» donnent le premier éveil.

» Dans les affections catarrhales de la vessie, le bon
» effet de ces eaux est souvent aussi fort remarquable.
» M. Mamelet a publié plusieurs observations de ce genre
» tout à fait concluantes.

» L'eau de Contrexéville porte également son action
» sur les intestins. Presque tous les buveurs éprouvent,
» dans la matinée, de quatre à huit garde-robes, sans
» que l'abondance de ces évacuations diminue en rien
» la quantité d'urine, qui parait souvent dépasser celle de
» la boisson.

» Il semblerait qu'une telle abondance d'eau minérale,
» ingérée dans l'estomac, dût fatiguer, et, comme on dit,
» *noyer ce viscère*. Presque toujours, au contraire, l'appé-
» tit augmente notablement, et les disgestions deviennent
» plus rapides et plus faciles. »

Les bains constituent, à Contrexéville, un simple auxiliaire au traitement ; les médecins prescrivent souvent d'ajouter à chaque bain 100 ou 125 grammes de bicarbonate de soude.

La douche, dirigée sur les lombes, semble offrir bien des avantages ; par l'ébranlement qu'elle communique aux reins, elle peut, sinon détacher mécaniquement les graviers, du moins stimuler les organes où ils sont renfermés et favoriser ainsi leur expulsion.

C'est donc à bon droit que les eaux de Contrexéville ont attiré l'attention des médecins lés plus célèbres ; leurs propriétés chimiques et les services qu'elles rendent depuis un siècle à la thérapeutique, les ont fait classer, à juste titre, nous ne craignons pas de le dire, au premier rang des eaux minérales connues; récemment encore, le Gouvernement, comprenant l'importance de leur action, a chargé le Conseil de salubrité des armées de donner son avis sur la création d'un hospice militaire à Contrexéville, et ce conseil, composé de sommités médicales, a unanimement adhéré à projet.

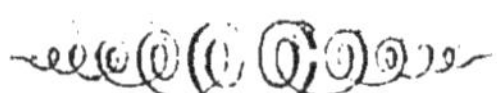

TABLE

DES MATIÈRES.

www.ingramcontent.com/pod-product-compliance
Ingram Content Group UK Ltd.
Pitfield, Milton Keynes, MK11 3LW, UK
UKHW020352250726
13967UKWH00005B/2231

9 782013 037334